I0829885

PRENDS SOIN DE TON 2ème CERVEAU

ENTRETIENS TON CÔLON

Gaston Maurice

TABLE DES MATIERES

Avertissement

En aucun cas, les informations, conseils, méthodes et pratiques proposés dans ce livre ne seront susceptibles de se substituer à un soin, une consultation ou un diagnostic formulé par un médecin ou un professionnel de santé, seuls en mesure d'évaluer adéquatement votre état de santé.

Nous ne vous faisons part que de nos expériences, pratiques personnelles et de nos recherches faites sur plusieurs années. Nous vous conseillons donc toujours d'échanger avec votre médecin, votre thérapeute ou votre naturothérapeute avant d'adopter la pratique de l'hydrothérapie du côlon que nous développons et recommandons à travers ce livre.

1 INTRODUCTION

« J'aimerais que chacun comprenne qu'il ne peut compter que sur lui-même, qu'il est responsable de sa personne, que le corps dont il dispose doit être géré comme n'importe quel autre bien. »

Doctoresse Catherine Kousmine

Notre corps est un trésor.

Lorsque l'on décide de prendre soin de son corps et d'adopter un mode de vie plus sain, on pense souvent à manger plus de fruits et de légumes ou encore à faire davantage d'exercices physiques, mais on oublie souvent de soigner aussi l'intérieur de son corps.

Le plus souvent cette décision se prend vers la trentaine pour les personnes précoces et pour la plupart vers la quarantaine. Toutefois certaines personnes prennent cette décision un peu plus tard. L'essentiel sera de toute façon de finir par la prendre.

Prendre donc soin de son corps et adopter un mode de vie plus sain en modifiant son alimentation (*fini les hamburgers et frites accompagnés de Coca-Cola, les pâtisseries, les glaces et chocolat et que sais-je ?etc.*) et en faisant régulièrement des exercices physiques est déjà très appréciable, salutaire et mérite d'être applaudi et encouragé.

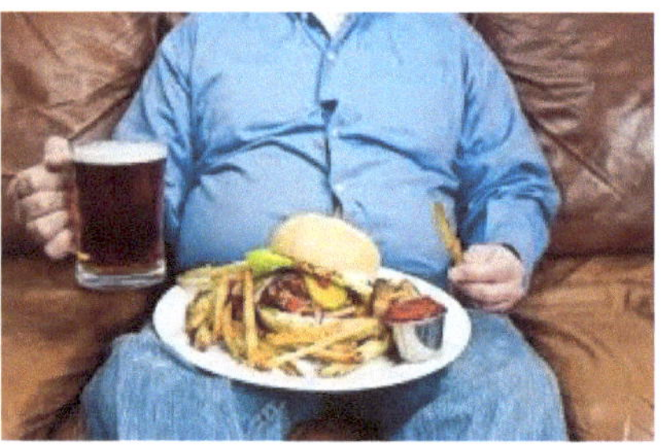

Exemple d'aliment à éviter

Les personnes qui ont l'immense chance d'avoir ce livre entre les mains vont bientôt apprendre que la décision combien méritante de prendre soin de son corps et de son organisme ira au-delà de manger des fruits et faire des exercices mais consistera à prendre également et je dirai même primordialement soin de l'intérieur de son corps.

C'est ainsi que nous verrons le soin le plus extraordinaire et pourtant simple à adopter pour améliorer ou conserver sa santé : le lavement du gros intestin ; l'hydrothérapie du côlon pour d'autres.

La connaissance de cette méthode de santé dévoilée ici mais pourtant connue depuis des millénaires devrait faire partie d'un programme d'éducation de santé publique. Alors que de nos jours se développent les maladies chroniques et graves pour lesquelles la médecine classique est parfois incapable de traiter ou propose le plus souvent des soins médicamenteux fort coûteux pour tous, et dont les effets secondaires sont en plus nuisibles pour les malades, la méthode décrite ici sera d'un apport inestimable.

Des milliers de témoignages que nous avons reçus des personnes ayant adoptées ce soin préventif ou parfois curatif sont démonstratifs de ses vertus.

Nous ne pourrons que recommander ou conseiller cette méthode de santé qui a de toute façon toujours existé et que la médecine conventionnelle et l'industrie pharmaceutique tentent de ne pas reconnaître ou de décourager.

Nous n'avons absolument rien contre la médecine conventionnelle. Nous voudrions tout simplement qu'elle reconnaisse qu'il y a également des méthodes alternatives de santé, peu coûteux, qui pourront aider la population surtout des régions défavorisées de la planète.

2   HYDROTHÉRAPIE DU CÔLON

«Le mauvais fonctionnement de l'intestin est le précurseur de beaucoup de maladies, en particulier en ce qui concerne les maladies chroniques. Le rétablissement physiologique de l'élimination intestinale est souvent le bienfait le plus important qui doit être réalisé avant le rétablissement éventuel de la santé en général.»

Dr Waddington

« La mort commence dans le côlon » Hippocrate

Les autopsies révèlent que les côlons peuvent être obstrués à plus de 80 % par les excréments. (National Geographic – Mai 2006)

Notre système digestif, et plus particulièrement sa dernière partie, le gros intestin (aussi appelé côlon), peut être encrassé par des années de mauvaise alimentation et par les toxines auxquelles nous sommes tous exposés au quotidien. Nous serons tous d'avis que les déchets issus de ce que mangeons ne ressortent pas en totalité. Une partie, même si elle est de petite quantité, stagne dans le gros intestin. L'accumulation de ces déchets pendant des années constitue finalement une croûte dans le côlon dont il faut, à mon avis, se débarrasser.

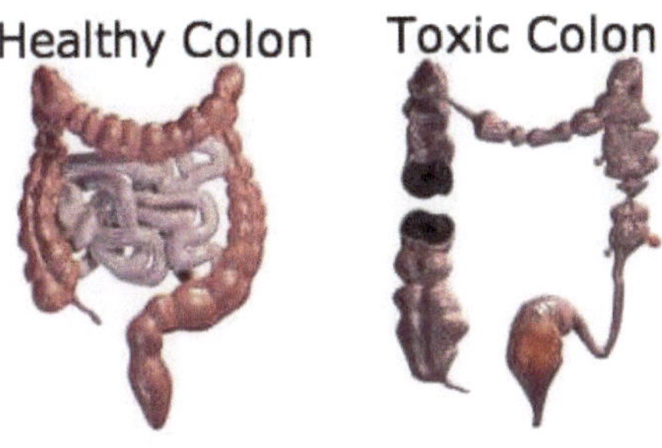

Notre côlon d'enfance   Côlon d'adulte non entretenu

Ensuite, le rôle principal du gros intestin est la réabsorption de l'eau et des sels qui y sont déversés avec les sucs digestifs. Lorsqu'une trop grande quantité de sucres et de protéines n'ayant pu être digérés par l'intestin grêle arrivent dans le côlon, ils donnent lieu à des fermentations et des putréfactions dont les toxines se diffusent dans le corps, ce qui est à l'origine de beaucoup de maladies graves.

Ce sont les raisons pour lesquelles l'hydrothérapie ou le lavement du côlon est souvent conseillé et recommandé.

Ce soin permet essentiellement de désencrasser, de désencroûter le côlon, lui redonner une jeunesse incontestable et éviter la diffusion des toxines dans le corps.

Vous n'en pouvez plus de votre constipation et/ou de vos ballonnements et vous avez épuisé toutes les méthodes pharmaceutiques et diététiques pour les soigner, en vain !

Ou bien vous souhaitez, tout simplement, entretenir votre côlon pour prévenir certaines maladies dégénératives ou plus sérieusement, à titre curatif, vous voulez guérir d'une maladie.

Quelle que soit votre motivation (et sous réserve que vous en ayez parlé à votre médecin), on ne peut que vous féliciter de vous lancer dans cette voie naturelle d'élimination!

Après avoir redéfini l'hydrothérapie du côlon, nous allons vous dire comment faire un lavement intestinal simple, peu coûteux à domicile ou si vous avez le pouvez, faire l'irrigation du côlon chez un spécialiste.

2.1   Définition

Connu sous plusieurs dénominations : l'hydrothérapie,   le lavement intestinal, l'irrigation ou encore le lavement du côlon, est un procédé par lequel on injecte un liquide dans son côlon, en passant par le rectum (c'est-à-dire par l'anus). Le liquide peut être de l'eau minérale chauffée à la température de votre corps (37 degrés environ), mais aussi parfois des préparations à base de plantes ou du café dépendamment des objectifs qu'on se fixe et des résultats que l'on veut obtenir.

L'objectif principal de l'irrigation du côlon est de décoller les déchets qui stagnent dans le côlon, grâce au passage de l'eau, puis de les emporter vers la sortie lorsque l'eau est évacuée.

Les déchets sont toujours mieux dehors que dedans

En effet, dernière partie du système digestif, le gros intestin est le réceptacle des résidus de notre alimentation qui, mélangés à l'eau, vont créer des selles qui seront évacuées. Mais notre intestin contient plus que les déchets des repas, il est aussi chargé en toxines et autres métaux lourds, provenant des pesticides que nous ingérons à travers les légumes non bio ou encore des médicaments, mais aussi de parasites, comme par exemple des vers, beaucoup plus fréquents qu'on ne le pense ...!

L'hydrothérapie consiste donc à injecter délicatement de l'eau dans le côlon par le rectum.

Maintenu à l'intérieur du côlon, cette eau déloge tout ce qui s'y trouve (selles, mucus, toxines, etc.) jusque dans les moindres replis.

Si l'opération est faite en cabine par un praticien, il effectue des bains successifs à des températures pouvant varier de 25 à 41 °C suivant les objectifs qu'il s'est fixé tout en exerçant des massages de l'abdomen. En cabine, tout se fait en circuit fermé, le processus est complètement **inodore et indolore.**

Toutefois l'hydrothérapie peut être faite à domicile.
Il existe de nos jours des appareils électroniques pour une utilisation familiale, ou simplement des bocks à lavement pour une utilisation individuelle.

Un côlon en mauvais état empoisonne tout l'organisme. Comme mesure de prévention, l'hydrothérapie du côlon permet de conserver la santé car elle est un bon moyen de supprimer la cause de nombreuses éventuelles maladies.

L'hydrothérapie du côlon s'adresse à tout le monde, aussi bien aux personnes biens portantes comme aux personnes malades.

L'hydrothérapie, plutôt une hygiène de vie.

2.2   Historique

Pratiqué depuis la nuit des temps, de la civilisation Egyptienne en passant par l'Afrique occidentale, l'Europe et les États unis, l'hydrothérapie du côlon avait connu ses heures de gloire.

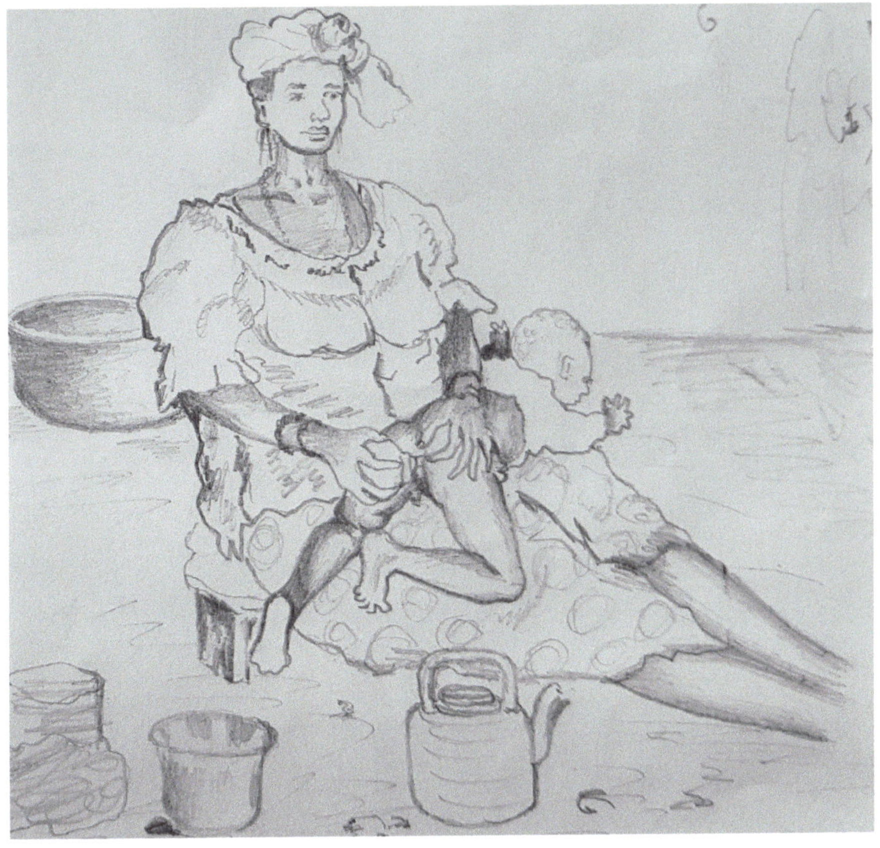

Lavement pratiqué depuis très longtemps en Afrique Occidentale pour les bébés

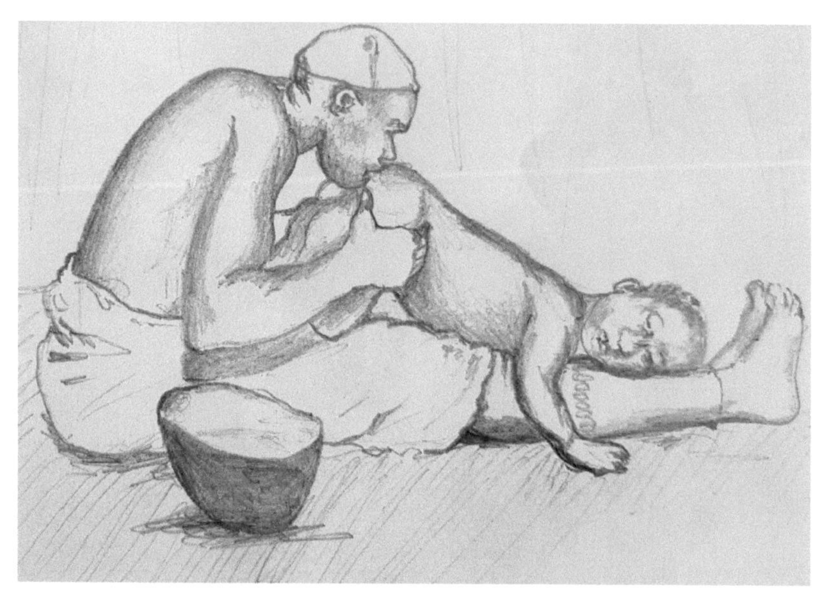

Lavement du côlon à une époque lointaine

De grands noms de l'histoire ont été recensé comme des adeptes de cette méthode qu'ils recommandaient aussi bien en soins préventifs qu'en curatifs.

Et, pour ne citer que quelques-uns :

1 - Hippocrate (IVème et Vème siècles av. JC) recommandait, à cette époque déjà les lavements pour soigner la fièvre. Il expliquait même en détail la façon de faire le lavement du côlon, et indiquait quelles infusions de plantes médicinales ajouter à l'eau selon la pathologie.

2 - Galien (IIème siècle après JC) était un grand partisan de la pratique des lavements.

3 - À la fin du XVIIIème siècle les médecins Sigmund et Johann Hanh défendirent les pratiques hydrothérapiques, comme moyen préventif, et aussi comme traitement thérapeutique de différentes maladies. La technique la plus utilisée par les médecins en cette époque était les lavements.

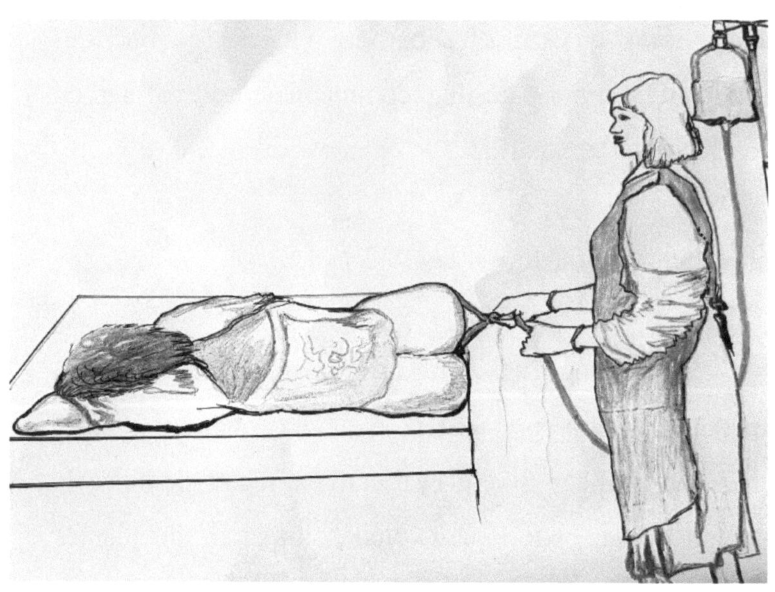

Lavement en milieu hospitalier à une époque lointaine

4 - Au début du 20eme siècle, le docteur Jonh H. Kellog administra la thérapie de l'hygiène du côlon à plus de 40.000 patients selon les statistiques, et plus tard il publia dans le journal de l'Association Américaine de Médecins qu'il n'avait pas besoin de recourir à la chirurgie dans le cas de maladies gastro-intestinales de ses patients, parce que selon lui l'hydrothérapie du côlon avait été fort efficace.

5 - La médecine chinoise conseillait le lavement intestinal additionné de décoction de plantes.

Au milieu et vers la fin des années 1900, les Docteurs Catherine Kousmine et Norman Walker ont été les personnes ressources qui ont remis au goût du jour la pratique de lavement du côlon et je recommande vivement de lire leurs livres très riches sur le nettoyage du côlon.

1 - La santé de l'intestin de Norman Walker

2 - La Méthode Kousmine du Dr Catherine KOUSMINE

L'histoire du nettoyage intestinal remonte donc à la nuit des temps.

C'est une technique simple, ni arriérée, ni périmée, qui constitue un geste d'hygiène, indispensable au maintien d'un bon état de santé. Mais c'est également une technique très efficace pour aider les personnes atteintes de maladies chroniques dégénératives à stabiliser, voire guérir de leur maladie, en complément bien sûr des autres traitements auxquels ils sont éventuellement soumis.

2.3   La Pratique de l'hydrothérapie du côlon

Nous allons décrire 4 méthodes pour faire une hydrothérapie.

1 - l'hydrothérapie faite par un spécialiste (un hydrothérapeute) que l'on appelle Soins d'hydrothérapie en Cabine

2 – L'hydrothérapie semi-automatique faite à domicile avec un appareil électronique

3 – le lavement fait également à domicile avec un bock à lavement acheté en pharmacie ou en ligne sur les places de marché

4 – le lavement fait enfin à la maison avec un bock à lavement fabriqué soi-même

2.3.1   Soins d'hydrothérapie en cabine

Après avoir consulté un hydrothérapeute et répondu à un questionnaire, le patient se rendra à la clinique où le spécialiste lui expliquera le déroulement de la séance.

La personne qui reçoit l'irrigation s'allonge sur une table. Le thérapeute lui introduit une canule dans le rectum avec une entrée pour l'eau et une sortie pour les matières fécales. Il effectue, avec l'aide du patient, des bains successifs du gros intestin avec des temps prédéfinis de remplissage et de vidange.

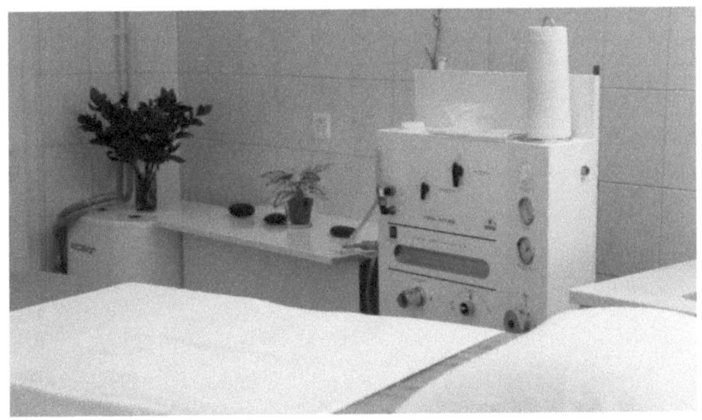

Cabine d'hydrothérapie

Durant toute la séance, le thérapeute pratique un massage abdominal permettant ainsi une bonne décontraction de l'abdomen et le décollement des résidus collés aux muqueuses. Cette pratique qui associe le massage et l'hydrothérapie est beaucoup plus complète qu'un lavement traditionnel.

Cette séance d'irrigation peut durer en moyenne 60 minutes, mais cela varie le plus souvent d'une personne à une autre.

Une séance d'hydrothérapie n'occasionne pas de douleur, sauf en cas d'état inflammatoire aigu. En général, on peut ressentir un certain désagrément lors des spasmes d'évacuation et une envie d'aller aux toilettes quand le rectum est plein.

Dans de rares cas, le patient peut avoir des nausées, mais le plus souvent celles-ci s'estompent pour disparaître complètement après l'irrigation.

Après la séance, on peut observer chez certaines personnes un état euphorique ou au contraire une très grande fatigue ou des maux de tête. Ce sont des réactions normales de l'organisme, variant selon le type de personnalité et/ou l'état de l'organisme (plus ou moins encrassé).

Lors d'une irrigation, il n'est pas nécessaire de se dévêtir. Une large serviette recouvre entièrement le bas-ventre et les jambes. Par ailleurs, il n'est pas obligatoire d'être à jeun. Cependant, l'irrigation du côlon sera plus complète et efficace si les deux ou trois repas qui la précèdent sont composés de fruits ainsi que d'aliments riches en fibres, puisque les aliments riches en fibre accélèrent le transit intestinal.

La fréquence des séances dépend de l'état de vitalité de la personne et si besoin, et pourra être évaluée par le spécialiste. Il est conseillé de faire plusieurs séances rapprochées si l'on n'avait jamais fait par le passé un tel traitement, trois jours de suite étant l'idéal, ou de les espacer de plusieurs jours sur la semaine. Un résultat se faisant rarement sentir dès la première séance, il faudra attendre probablement la 3ème séance pour commencer par avoir de vrais résultats. Le temps que la croûte se ramollisse pour être évacuée.

L'irrigation du côlon permet un nettoyage en profondeur de la muqueuse intestinale. Des vers intestinaux insoupçonnés peuvent être ainsi delogés. L'irrigation du côlon permet de se sentir "propre" et comme remis "à neuf" et "léger". Les ballonnements, gaz, gênes diverses disparaissent. Non seulement le patient se sent en meilleur état sur le plan digestif, mais encore les organes de voisinage (vessie, utérus, ovaires, reins) n'en seront que plus à l'aise. Il s'agit d'une véritable cure de décrassage et de purification.

A titre indicatif, une séance d'hydrothérapie en salle faite par un spécialiste coûte environ 100 euros mais cela reste strictement à titre indicatif.

2.3.2   Hydrothérapie à domicile

2.3.2.1   Un appareil électronique conçu pour l'hydrothérapie

Il a été en effet mis au point par des ingénieurs des appareils électroniques à maniement simplifié pour faire de l'hydrothérapie à domicile.

Ce sont des ap**pareils** q**ui** regroupent l'ensemble des fonctions et des facilités que l'on trouve sur les appareils d'hydrothérapie professionnels en cabine ou en milieu hospitalier. Ce sont des appareils qui permettent de lever toutes les barrières qui, jusqu'à présent et pour beaucoup de personnes, rendaient cette pratique difficile.

Ces appareils représentent une extraordinaire avancée technologique pour pouvoir faire les soins d'hydrothérapie à domicile.

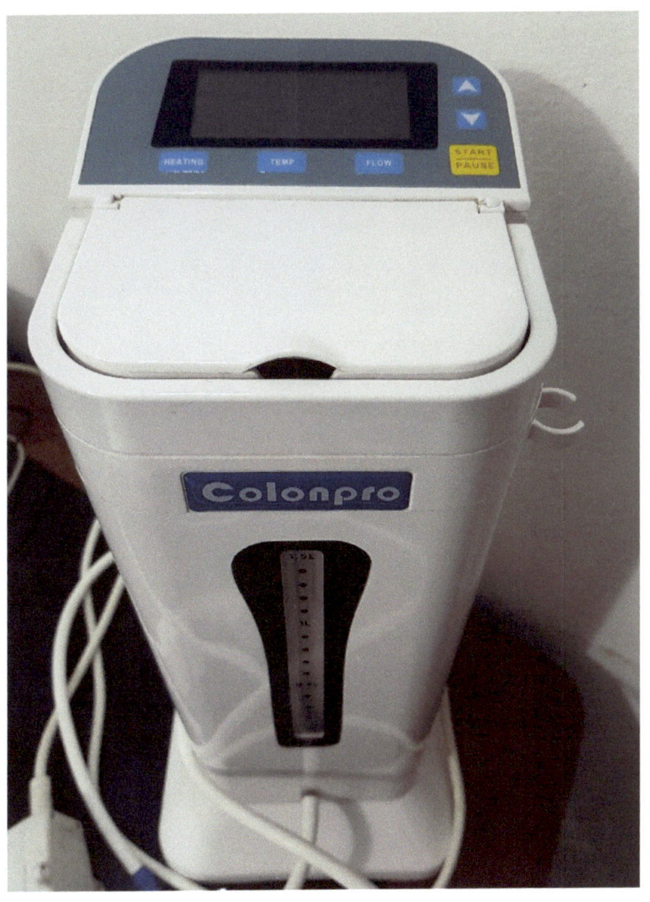

Appareil électronique pour faire l'hydrothérapie à domicile

C'est du matériel qui ne nécessite aucune ou presque pas d'installation particulière dans vos toilettes : il suffira juste de le brancher à une prise de courant.

Il est léger: Il ne pèse que 2,3 Kg et peut aisément être déplacé d'un endroit à l'autre.

Il s'utilise directement à côté des toilettes habituelles, sans aucune modification sur celles-ci.

Facile et sans aucune douleur, sa canule incurvée à forme ergonomique permet de l'utiliser en restant soit assis sur ses toilettes, soit couché la canule dans le rectum.

La canule est non-intrusive; elle ne doit pas pénétrer dans l'anus, mais simplement être posée devant l'anus afin de permettre l'introduction du jet d'eau.

 L'eau qui est introduite dans le corps est filtrée à l'aide d'un filtre minéral, et stérilisée aux UV. Ainsi l'eau utilisée pour l'hydrothérapie est débarrassée d'éventuels composants indésirables.

Facile d'utilisation, un grand écran LCD sur le dessus de l'appareil permet le contrôle intuitif de toutes les fonctions à savoir le réglage de la température de l'eau, le réglage du débit de l'eau et la quantité d'eau.

En effet, après l'avoir rempli d'eau minérale (1,5-2l) cet appareil chauffe l'eau à la température voulue (36-40°C). Puis ensuite on règle le débit. Après avoir lubrifié le bout de la canule et l'anus, on presse le bouton START pour commencer le processus. Extrêmement simple à l'emploi.

Conçu avec les normes de sécurité, la partie électrique est séparée de l'eau par une épaisse cloison 100% étanche.

Leur procédé d'injection d'eau surtout avec le pré réglage du débit permet d'atteindre toutes les parties du côlon et ne laisse aucune partie non irriguée.

Par exemple, pour une personne mesurant 1,75 mètre, un volume de 1,5 litre d'eau environ sera nécessaire afin d'atteindre toutes les parties du côlon; depuis le sigmoïde, puis le côlon descendant, puis le côlon transversal, pour finir par le côlon ascendant.

Lors de chaque séance d'hydrothérapie plusieurs bains peuvent se faire afin de parfaire l'irrigation, comme par exemple, un premier bain de 0,5 litre, puis un second bain de 1 litre, et enfin un dernier bain de 1,5 litres.

Il existe plusieurs de ces matériels en vente dans les magasins spécialisés ou sur les places de marché en ligne.

2.3.3   Lavement à domicile à l'aide d'un bock acheté à la pharmacie

Contrairement à l'hydrothérapie□□ du côlon en cabine qui permet de faire circuler de l'eau dans l'intégralité de votre gros intestin qui mesure en moyenne 1m60, le lavement intestinal à domicile avec un bock à lavement ne permet d'atteindre que les 30 premiers centimètres environ et continue progressivement en profondeur lors des prochaines séances.

C'est de toute façon un très bon début et c'est bien mieux que de ne rien faire du tout.

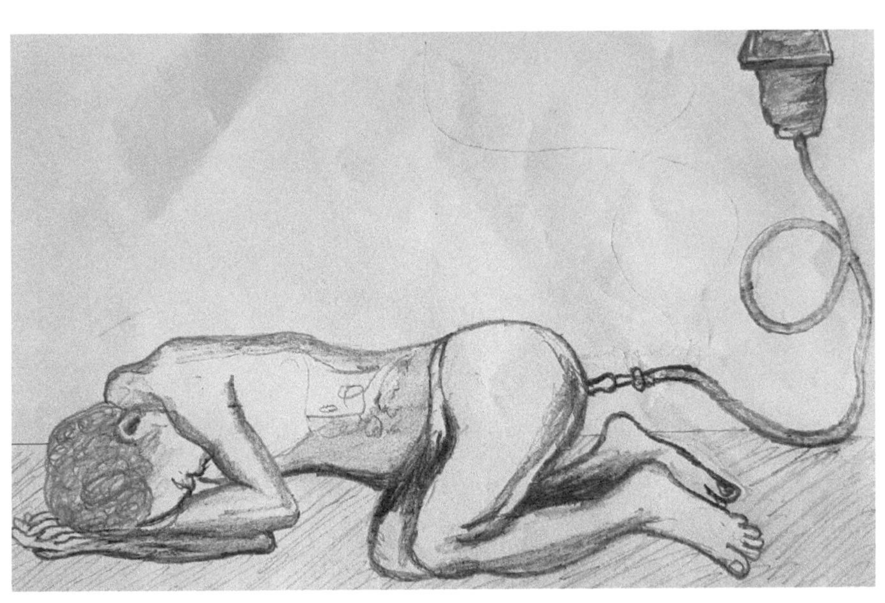

Lavement à domicile à l'aide d'un bock à lavement Pharmacie

2.3.4 Confection d'un bock pour un lavement à domicile

Nous avons imaginé pour des personnes intéressées par ce soin extraordinaire qu'est le lavement du côlon et qui n'ont pas les solutions de commande en ligne comme certains pays d'Afrique, une formule de confection d'un bock à lavement maison.

Ce bock à lavement maison peut être réalisé simplement à l'aide d'un bidon et d'un tuyau souple blanc que l'on trouve un peu partout dans les étales en Afrique pour ce que je sais très bien et sûrement dans d'autres pays.

2.3.4.1 Photos des matériels à apprêter pour le bock fabriqué maison

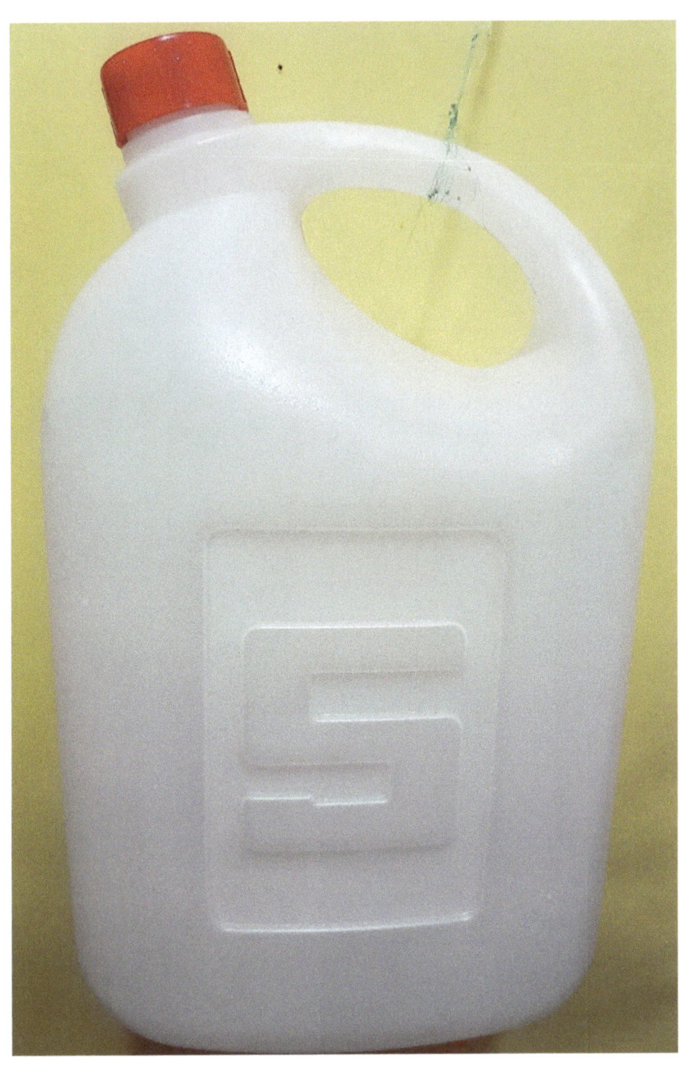

Bidon d'une contenance de 5 litres

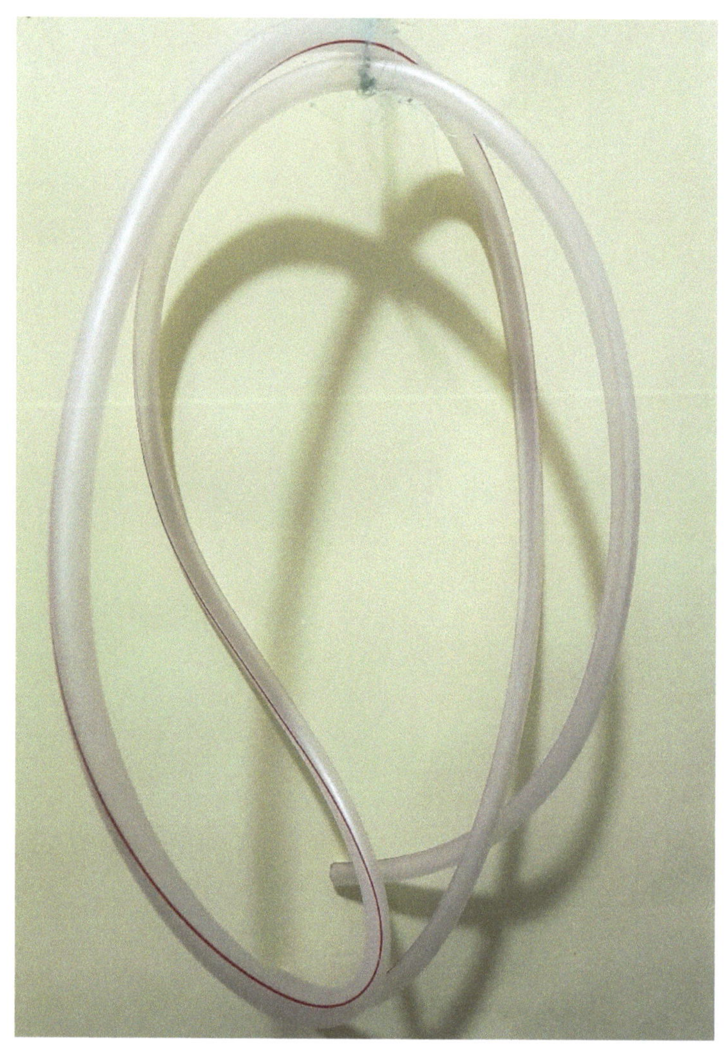

Un tuyau d'une longueur d'environ 1,5 mètre

Le couvercle sera démonté et percé à une circonférence
légèrement moindre que la circonférence du tuyau.

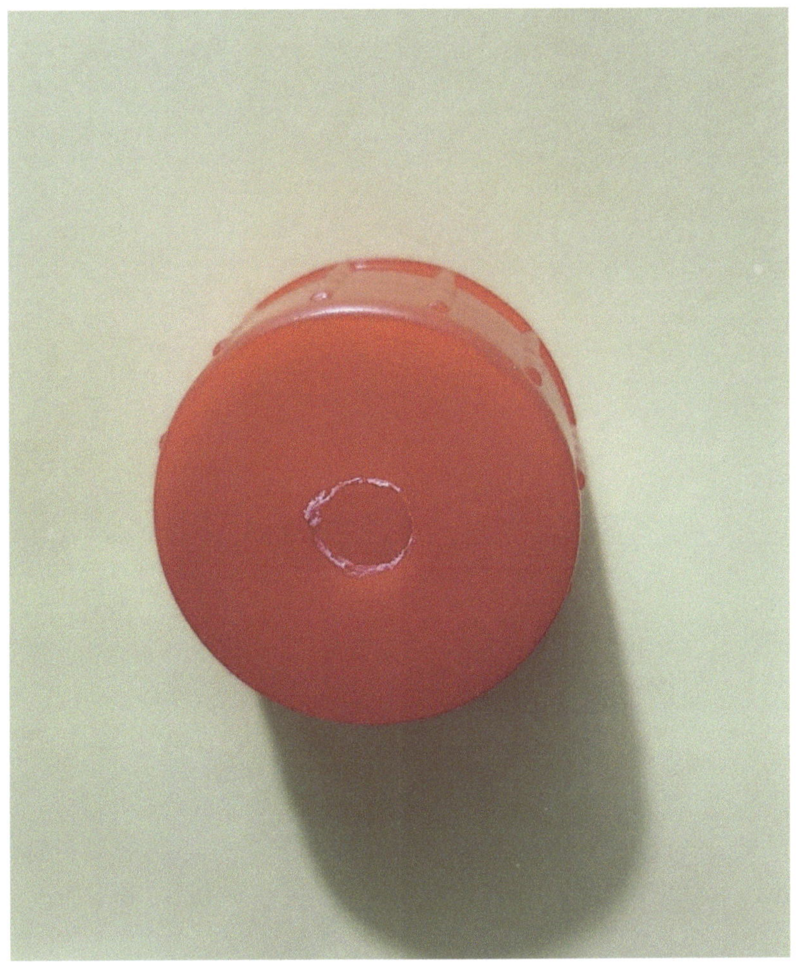

Couvercle du bidon percé à une circonférence moindre que la
circonférence du tuyau

Introduire un bout du tuyau dans l'ouverture faite dans le couvercle

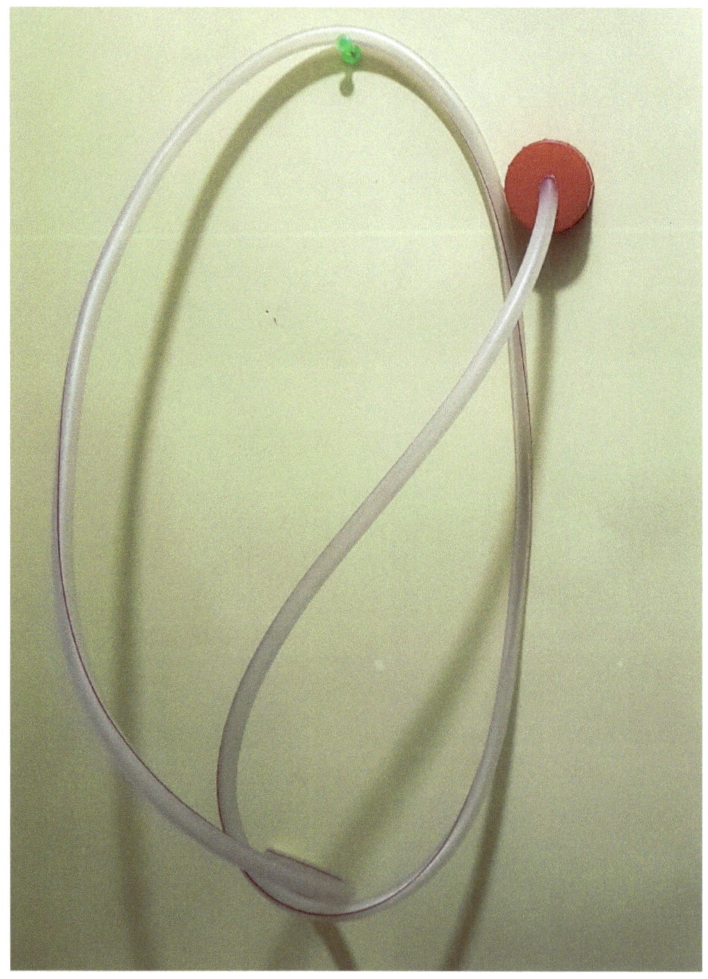

Voilà notre bock de lavement prêt.

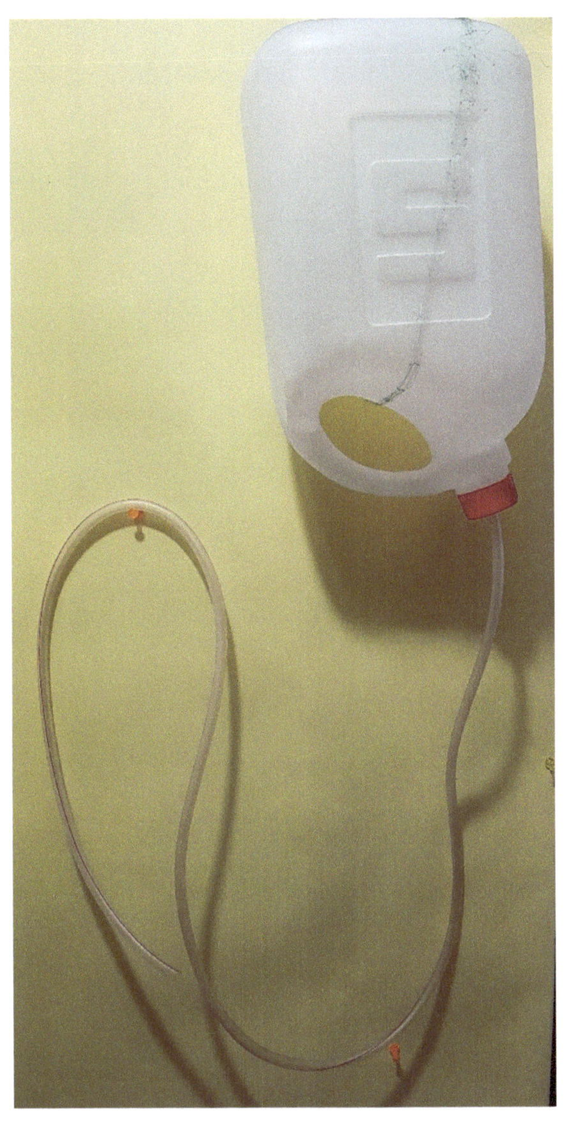

33

Il va falloir trouver un endroit dans la salle de bain pour pouvoir le suspendre tel que la photo le montre afin que l'eau s'écoule tout doucement.

NB : Tout le matériel doit être soigneusement lavé, aseptisé et mis vraiment au propre.

Ne surtout pas oublié le beurre de karité qui joue très bien le rôle du lubrifiant. Enduire le second bout du tuyau et mettre une pincée sur le bout de l'anus pour permettre le glissement facile et éviter les blessures. Et surtout ne pas forcer. L'eau s'écoule tout naturellement dans le ventre.

Les autres étapes du déroulement du lavement demeurent exactement les mêmes.

2.4   Comment faire le lavement du côlon à domicile

Étape 1 : Procurez-vous un bock à lavement

Certaines personnes diront, par mesure de précaution et de prudence, que lorsqu'il s'agit de toucher à l'intérieur du corps, mieux vaut faire confiance à des professionnels qui utilisent du matériel spécialement adapté. Et ils auraient raison.

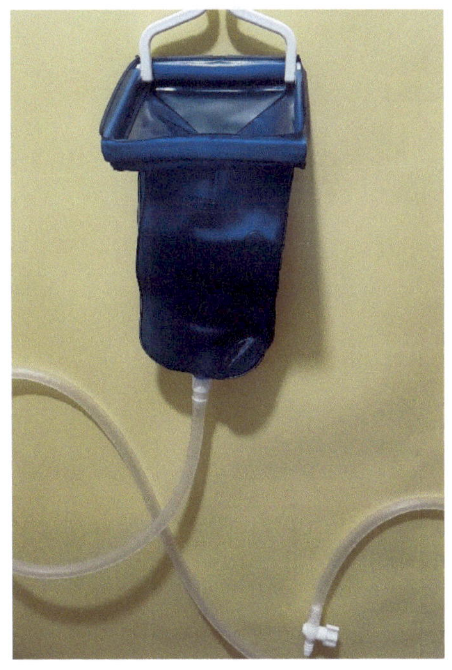

Ici, nous allons nous procurer un kit de lavement que nous pourrons qualifier de manuel, mais d'une bonne qualité tout de même.

Les kits de lavement se vendent en pharmacie et sur les places de marché en ligne.

On les trouve sous les noms de :

    1 - kit de lavement

2 - bock à lavement

3 - Enema en anglais

Les kits de lavement ressemblent à la photo ci-dessus.

Étape 2 : Du choix de l'endroit pour le lavement

La salle de bain est essentiellement la pièce choisie par la plupart des partisans du lavement intestinal à domicile, d'autant plus que l'on a le WC à proximité. La salle de bain permettra de s'allonger tranquillement (si elle est assez grande) et d'aller aux toilettes à l'issue du lavement lorsqu'on est pris par des spasmes abdominaux pressants.

On s'allonge confortablement dans la salle de bains en disposant une serviette au sol.

Toutefois il y a plusieurs écoles. Certaines écoles adoptent d'autres positions

Étape 3 : Montage du Kit de lavement

Que vous ayez acheté votre kit de lavement intestinal en pharmacie ou sur Internet, ou que vous l'ayez fabriqué,

vous devrez le monter vous-même. Soyez sans aucune crainte, c'est un jeu d'enfant !

On vous conseille bien sûr de suivre les instructions de la notice d'utilisation de votre bock à lavement, car il existe des subtilités d'un kit à un autre.

Si vous utilisez un kit réutilisable, il est recommandé de nettoyer la canule et le tuyau avec de l'eau chaude et du savon.

On pourra utiliser également le bock à lavement fait maison.

La suspension du bock à lavement devra être à une hauteur d'environ 1,5 mètre au-dessus du sol. L'effet gravitationnel permettra à l'eau de s'écouler calmement et délicatement dans le côlon.

Pour remplir la poche ou le bock fait maison, nous vous conseillons d'utiliser de l'eau minérale achetée au supermarché ou en pharmacie.

Faites chauffer de l'eau à 37- 40 degrés environ et remplissez la poche, qui contient en général 2 litres.

Pour reconnaitre que l'eau est à la température de 37-40°C, plongez-y la main sans qu'elle ne vous brûle le revers de la main. Si l'eau vous brûle, laissez refroidir et reprendre le test du revers de la main.

Évacuez l'air en faisant couler un peu d'eau à travers le tuyau. Cela évitera de commencer par injecter de l'air dans le ventre, alors même que l'on cherche justement à évacuer celui qui est déjà à l'intérieur du corps !

Étape 4 : Procurez-vous un lubrifiant

Afin de faciliter l'insertion de la canule, nous vous conseillons de la lubrifier. On peut se procurer un lubrifiant à la pharmacie.

Toutefois, pour rester naturel on peut également utiliser le beurre de karité bio ou l'huile de coco.

Lubrifiez le bout de la canule pour les bocks pharmacies, le bout du tuyau pour les bocks maison et le bout de l'anus, pour vous assurer que la canule ou le tuyau glissera avec douceur!

Étape 5 : Fini la mise en place

Vous êtes maintenant prêt à commencer votre lavement intestinal maison !

Pour cela, vous devez insérer la canule dans votre anus et il existe alors plusieurs méthodes :

- Certaines écoles proposent de se coucher sur le côté droit, côté du foie afin de l'irriguer également. Ainsi on insère la canule dans l'anus avec la main gauche.

- Certaines autres écoles préfèrent la position fœtale, sur le côté gauche, en glissant la canule grâce à la main droite.

- Vous pouvez aussi vous allonger sur le dos, replier vos genoux sur votre buste et insérer la canule avec l'une de vos mains.

Étape 6: Le temps est venu d'introduire de l'eau dans le côlon

L'essentiel du processus et le plus délicat de l'opération est fait en positionnant la canule. Il s'agira maintenant de libérer l'eau en desserrant le robinet ou le clapet selon votre kit de lavement intestinal. Si c'est le bock fait maison, il n'y a pas de robinet ni de clapet.

La poche de lavement étant en hauteur, la force de gravité fera alors descendre l'eau.

La hauteur idéale pour suspendre le bock sera de 1,20m au-dessus du sol.

L'eau s'écoulera alors tout doucement à l'intérieur du côlon.

Les choses sérieuses ayant commencé, il faut tout faire pour garder l'eau le plus longtemps possible dans le côlon, idéalement 15 minutes après la fin de l'écoulement de l'eau!

L'envie d'aller aux toilettes deviendra très forte, très pressante, la sensation étant assez proche de celle que l'on ressent lorsque l'on fait une diarrhée.

Confortablement allongé dans la salle de bain, dans la chaleur de la salle de bains, faites de profondes respirations.

Étape 7 : Massage du ventre pendant le lavement

Il se trouve qu'il existe une astuce importante que l'on recommande pendant le lavement intestinal et qui présente aussi l'avantage d'aider au décollement des matières : masser le ventre dans le sens des aiguilles d'une montre.

C'est ce que font les spécialistes lors des hydrothérapies du côlon, et c'est à la fois très agréable et cela aide beaucoup au décollement des matières dures, bref au désencrassage du côlon.

Etape 8 : Ultime moment : le grand débarras.

Enfin, on est pris d'un spasme intestinal si violent que l'on ne supporte plus. On est donc obligé de se lever en urgence pour aller au WC.

On retire délicatement la canule avant de se lever.

On ne dispose donc que de quelques secondes pour aller jusqu'aux toilettes. Comme évoqué plus haut, il est mieux que les toilettes soient dans la salle de bain pour éviter la course devant toute la maisonnée.

Une fois sur les toilettes, il faut prendre tout son temps pour évacuer tout le mélange eau et déchets.

Personnellement, je garde mon smartphone et je regarde soit les vidéos YouTube, ou je m'adonne à mes lectures en retard ; Bref prenez le temps de rester sur les toilettes, afin de se débarrasser entièrement de tout ce qui est décollé. Cela peut prendre plusieurs minutes et il se peut aussi que vous ayez l'impression que c'est terminé. Alors que vous vous relevez, vous vous rendiez compte qu'il faut vite vous rasseoir ! Du vécu tout simplement.

Enfin ! Enfin ! Il est recommandé de regarder dans la cuvette ce que vous avez éliminé. C'est là tout l'intérêt d'un lavement intestinal maison et il serait dommage de ne pas y jeter un coup d'œil !

Ne ratez pas ce moment, car vous verrez des choses, des débris d'aliments inimaginables que vous aviez mangé depuis 1, 2, 3, voire 5 ans. C'est simplement extraordinaire, spectaculaire et invraisemblable.

2.5   Fréquences

L'une des questions qui revient fréquemment est celle de savoir à quel rythme on peut s'adonner à l'hydrothérapie du côlon et d'éviter d'en être définitivement dépendant?

Il est en principe conseillé de pratiquer un lavement intestinal maison tous les mois ou tout au moins 1 fois tous les 2 mois.

Toutefois, le nombre de séances et la fréquence des irrigations sont très variables, et dépendent de l'état de chaque individu.

Cependant il faut éviter d'en abuser sous prétexte que ce soit un bon soin. Surtout ne pas attraper la maladie des lavements, car ça arrive très vite surtout lorsqu'on se sent très léger après une séance de lavement.

Ceci dit, lorsque vous débutez dans le lavement intestinal maison, vous pouvez en faire plusieurs consécutivement. Mais pas plus de 3 en 3 jours, pour se désencrasser après tant et tant d'années de mauvaise alimentation.

Par ailleurs, il est recommandé de réaliser, si c'est possible, une hydrothérapie du côlon par an en cabine chez un spécialiste, pour un nettoyage plus en profondeur.

2.6   Entretien du Kit de lavement

Après quelques utilisations du bock à lavement, surtout si on fait des lavements à café ou d'autres ajouts de produits, l'on remarque que le tuyau entre le bock et la canule se couvre de petits dépôts indésirables.

L'on a alors envie de remplacer le bock ou simplement d'acheter un kit d'accessoires pour disposer d'un nouveau tuyau tout neuf.

Je vous propose une solution pour nettoyer vous-même ce tuyau.

Prenez juste un fil de fer au bout duquel vous enroulez du coton. Introduisez le dans le tuyau plusieurs fois pour le nettoyer. Ensuite, désinfectez le tuyau en le plongeant dans une eau bouillante pendant quelques minutes. Le tuyau redevient neuf et prêt à l'emploi.

Néanmoins, si les ressources le permettent, on peut remplacer le bock à lavement tous les 6 mois ou une fois par an.

2.7   Bienfaits

L'hydrothérapie du côlon est un soin très important. Considérez le lavement du gros intestin comme une hygiène et une prévention. Si elle améliore les fonctions gastro-intestinales c'est à dire les problèmes de digestion, la constipation, les flatulences, etc., elle apaiserait aussi les règles douloureuses, les maux de tête et certaines allergies. Autre constat de nombreux adeptes: l'organisme étant libéré de ses toxines, la peau retrouve son éclat. Même la diminution du poids s'en trouverait facilité. L'irrigation du côlon est simplement un soin extraordinaire à adopter. Parlez-en autour de vous pour informer les personnes qui ne connaissent pas ce soin.

2.8 Quelques exemples de lavement et leurs vertus

2.8.1 Lavement à l'eau simple sans aucun ajout

Les petits soucis de santé qui peuvent pousser à faire du lavement à l'eau simple sont nombreux. Nous nous contenterons juste d'en énumérer quelques-uns :

- ✓ Gaz ou Ballonnements
- ✓ Douleurs, spasmes, troubles urinaires
- ✓ En cas de constipation ou diarrhée
- ✓ En cas de prise de poids
- ✓ Douleurs lombaires
- ✓ Fatigue chronique ou dépression
- ✓ Douleurs et inflammations diverses
- ✓ Affections virales et bactériennes, mycoses
- ✓ Troubles digestifs, respiratoires et circulatoires
- ✓ Vieillissement du corps

2.8.2   Lavement au Café

Gerson est ce Docteur Allemand qui a immigré aux États-Unis, est le premier à mettre au point cette thérapie simple et efficace : le fameux lavement au café.

Le café, on le retrouve dans bien des médicaments antidouleur. Historiquement, ce type de lavement était déjà utilisé durant la guerre de 14 / 18 pour calmer les douleurs intenses des grands blessés, et l'action du café reposerait à la fois sur un effet antalgique immédiat, mais aussi sur une action de détoxification intense au niveau du foie.

En effet, tandis que le patient retient le liquide de l'irrigation dans son côlon pendant une durée suggérée de 12 à 15 mn, tout le sang du corps traverse le foie toutes les 3 minutes (soit 4 à 5 fois durant la séance) en transportant tous les poisons récoltés dans les tissus. Ceux-ci sont alors relâchés par les conduits biliaires en raison de la stimulation de la caféine.

En réalité, l'intérêt essentiel de ces lavements au café et la raison de leur utilisation dans la thérapie Gerson est leur capacité exceptionnelle à ouvrir les conduits biliaires provoquant l'expulsion rapide des toxines accumulés dans le corps. Il s'agit donc, avec cette pratique d'éliminer les toxines stockées dans le foie.

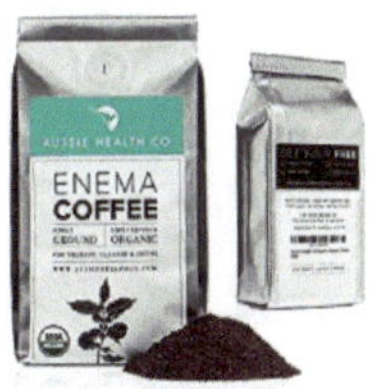

Café Gerson sur Amazon.com

Beaucoup de maladies se déclenchent suite à une surcharge du foie. Pour de multiples raisons, le foie est souvent intoxiqué, et n'arrive plus à assumer correctement ses rôles essentiels dans l'organisme (plus de 400 fonctions différentes!). Les lavements au café sont donc très importants et recommandés dans beaucoup de dysfonctionnements de l'organisme, pour ne pas dire la plupart.

2.8.2.1 Comment faire un lavement au café

•Ajoutez 3 cuillerées à soupe de café biologique à 1 litre d'eau minérale ou d'eau de source et faire bouillir le tout pendant 3 minutes **SANS COUVRIR**. Cette étape est importante car elle permet à certaines substances irritantes se trouvant dans le café de s'échapper par volatilisation pendant la période de cuisson.

•Après 3 minutes, éteindre le feu, couvrir, et laisser infuser pendant 15 minutes.

•Laisser refroidir jusqu'à environ 37-40°C puis filtrer à l'aide d'un tissu en coton blanc fin

•**Se coucher sur le côté droit** après avoir lubrifié l'embout du tube (fourni avec votre trousse de lavement) et insérez-le dans l'anus.

•Assurez-vous de vider l'air du tube avant l'insertion.

•Ouvrez la valve.

•Une fois tout le liquide absorbé, retirez le tube.

•Retenez le liquide dans le côlon pour une période recommandée de 12 à 15 minutes.

•Évacuez le liquide + déchets dans les W.C.

Simple et peu coûteux, le lavement au café constitue une aide précieuse pour l'ouverture des émonctoires, le nettoyage de l'intestin, la stimulation du foie et de la vésicule biliaire.

En effet, la caféine est un excellent adjuvant pour le foie, et le lavement au café agit sans exciter le système nerveux.

Ce qui est très surprenant, c'est que la sensation de dégagement et le soulagement des symptômes commencent dans les minutes qui suivent.

Autre application intéressante de ce traitement : c'est un antidouleur extrêmement puissant. Les lavements au café étaient déjà utilisés lors de la première guerre mondiale pour calmer les douleurs intenses des grands blessés au combat.

Il est intéressant de remarquer que le café absorbé par la bouche acidifie l'organisme, alors qu'absorbé par l'autre bout du tube digestif, il permet de lutter contre l'excès d'acidité.

2.8.3   Lavement à l'urine

L'urine, en plus d'être un puissant diurétique, résout de façon spectaculaire les problèmes cutanés.

Mais lorsqu'elle passe dans le tube digestif, elle est transformée en glutamine, précieuse pour les systèmes nerveux et musculaires.

En prise oral ou en lavement intestinal, l'urine va agir comme laxatif et épuration. L'urinothérapie est un processus d'auto vaccination naturelle. Elle sera surtout utile aux personnes boulimiques en régularisant la digestion et en calmant l'appétit.

2.8.3.1 Comment faire le lavement à l'urine

Pour des lavements à l'urine, il est conseillé de mélanger de l'eau à l'urine dans la proportion de 2 verres d'urine pour 1 litre d'eau.

Toutefois, il est possible de faire des lavements uniquement à l'urine si elle a été récupérée en quantité suffisante. Pour les lavements, il est essentiel que ce soit de l'urine fraîche et jamais de l'urine fermentée pour les lavements. Réservons l'urine fermentée pour les soins cutanés externes.

Il est très facile de faire entrer de 1 à 3 litres d'eau dans les intestins sans aucun danger. La seule façon d'y arriver est de faire pénétrer très lentement le liquide. Le mélange eau + urine devra être à une température raisonnable de 37- 40°C.

Comme en hydrothérapie à l'eau simple, il va falloir lubrifier les embouts des canules pour une pénétration en douceur de la canule.

Les effets bénéfiques du lavement à l'urine se manifestent et se font ressentir très rapidement.

Comme accessoires, on doit pouvoir disposer :

· D'un kit de lavement et accessoires

· D'un nettoyant comme de l'alcool pour pouvoir désinfecter les embouts

. Du lubrifiant à la pharmacie ou du beurre de karité Bio.

1. Collectez votre urine de la nuit, jusqu'à ce que vous en ayez suffisamment pour remplir le bock à lavement. Pour avoir beaucoup d'urine, il faut boire suffisamment la nuit avant d'aller au lit.

2. Chauffer l'urine à la température de 37°- 40°C environ.
 S'il n'y a suffisamment pas d'urine, on peut y ajouter de l'eau, toutefois le lavement est plus efficace lorsque l'urine est non diluée.

A partir de ce moment, le lavement se fait comme habituellement, tout en essayant de garder la solution le plus longtemps possible, (12 – 15 minutes) mais si le besoin d'évacuer le liquide est trop fort vous pouvez vous lever et vous asseoir sur les toilettes.
 Restez assis aussi longtemps qu'il sera nécessaire pour évacuer

tout le liquide et les déchets bien sûr. Puis à la fin prendre une bonne douche, prendre un jus naturel frais et se reposer.

2.8.3.2 Fréquences

Quand on commence pour la première fois, pour obtenir des résultats très satisfaisants, ce protocole doit être pratiqué chaque jour pendant la première semaine.

· Tous les 2 jours pendant la deuxième semaine

· Tous les 3 jours pendant la troisième semaine soit 2 fois la semaine

· et une fois la quatrième semaine

Contre-Indications à l'hydrothérapie du côlon

Malgré sa simplicité, l'hydrothérapie n'est pas recommandé ou mieux ne sera pas conseillé aux personnes souffrant:

1 - D'un état inflammatoire aigu du côlon

2 - Du cancer du côlon récemment opéré

3 - Des   interventions chirurgicales du côlon, ou autres opérations chirurgicales récentes

 4 - Des ulcères par radiations

5 - Des recto-colites (inflammations du rectum et du côlon)

6 - Des états hémorroïdaires importants (à cause de la douleur pouvant être provoquée par la canule), sinon cela peut être bénéfique

7 - D'insuffisance rénale

8 - Des troubles cardiaques sévères

9 - Des fissures anales graves

10 - L'hydrothérapie du côlon n'est pas conseillée aux femmes durant les 3 premiers mois de grossesse et durant les 2 derniers mois.

En résumé

Le côlon ? C'est notre deuxième cerveau, celui de l'inconscient. Il est tapissé de plus de neurones que le cerveau. C'est aussi notre centre de l'immunité. D'où l'importance de bien le nettoyer… », explique très sérieusement le représentant d'une association.

L'hygiène interne a un impact énorme sur notre santé, notre bien-être et notre aspect. Une fois que vous vous serez fait à l'idée de l'irrigation comme faisant partie de votre hygiène de vie vous pourrez l'utiliser à chaque fois que le besoin s'en fera sentir pour de merveilleux résultats.

Vous constaterez, après une, deux ou plusieurs expériences, que ça ne vous paraîtra pas plus compliqué que de se brosser les dents.

Il vous suffira :

•d'un petit espace tranquille (salle d'eau, W.C.) où vous pourrez vous isoler et où vous trouverez une évacuation d'eau,

•d'un crochet ou d'une poignée suffisamment élevée (environ 1,50m) pour accrocher le bock à lavement,

•de deux litres d'eau tiède (eau purifiée ou minérale)

Et le tour est joué.

BONNE HYDROTHÉRAPIE, BON LAVEMENT DU CÔLON ET BON RETOUR A LA SANTÉ

3 ALIMENTATION ET EXERCICES PHYSIQUES

3.1 De l'alimentation

Après avoir adopté l'hydrothérapie comme hygiène de vie, une alimentation saine, accompagnée d'une série d'exercices physiques ou sportifs au quotidien, devra limiter à coup sûr les risques de maladies et aider à conserver une bonne santé.

Nous n'allons pas donner ici un cours sur la diététique.

 Nous allons juste attirer l'attention sur quelques notions fondamentales des aliments et jus à adopter pour conserver ou retrouver la santé.

Hippocrate n'a-t-il pas dit : Que ton aliment soit ton seul médicament.

 Les seuls piliers de la santé selon Hippocrate : De saines habitudes alimentaires, l'exposition au grand air, la capacité d'auto-guérison du corps.

Nous n'avons pas tous les mêmes besoins nutritionnels. En fonction de notre âge, de notre sexe, de notre activité physique, nous devons consommer plus ou moins d'énergie, de vitamines, de minéraux…etc. Bébés, adolescents, hommes, femmes, seniors et même sportifs devraient chercher à s'informer sur leurs besoins nutritionnels effectifs.

L'enfance et l'adolescence sont deux périodes essentielles de la vie : l'alimentation doit être adaptée à la croissance et au développement du futur adulte. Pourtant ce sont des périodes difficiles : l'enfant refuse de manger, l'adolescent sort tout le temps et préfère les fast-foods... Il va falloir les aider à avoir une alimentation équilibrée.

S'il est naturel de céder à quelques envies irrépressibles durant la grossesse, attendre un bébé ne doit pas justifier tous les excès. Les kilos pris pendant ces neufs mois sont parfois difficiles à perdre...

Femmes Enceintes : Surveiller votre alimentation est alors primordial.

On ne joue pas avec son alimentation ! Adopter de bonnes habitudes alimentaires n'est pas si difficile. Souvent, nous nous laissons tentés par la nourriture, et nos envies prennent le dessus sur notre volonté d'équilibrer nos menus.

Bien manger est essentiel pour garder la forme et la santé. En matière d'alimentation, les excès sont aussi néfastes que les privations et la quantité doit s'allier à la qualité. Les repas doivent être variés et toutes les catégories d'aliments représentées.

Mais ce que nous devrions malheureusement savoir, nos aliments inspirent de moins en moins confiance de nos jours. Les légumes traités au pesticide qui envahissent nos marchés, les toxi-infections, les intoxications à la dioxine ou au plomb semblent de plus en plus nombreux.

En plus, la production croissante d'aliments transformés, l'urbanisation rapide et l'évolution des modes de vie ont provoqué un changement des habitudes alimentaires. Les gens consomment désormais davantage d'aliments très caloriques, riches en graisses, en sucres libres ou en sel/sodium, et beaucoup ne mangent pas suffisamment de fruits, de légumes et de fibres alimentaires biologiques.

Nous devrions donc éviter quelque peu ces aliments transformés riche en graisse et caloriques qui envahissent les supermarchés et les fast-foods.

Enfin, nous ne le dirons jamais assez et il serait toujours bon de le rappeler:

- l'alcool est à consommer modérément et raisonnablement.
- le tabac et tous ses dérivés nuisent gravement à la santé

On n'en dira pas plus sur ces deux sujets. Ceux qui veulent se débarrasser de ces vices pourront capitaliser ces 2 phrases que tout le monde connait d'ailleurs

Nous vous recommandons, pour approfondir ses connaissances sur l'alimentation, le site www.regenere.org qui donne beaucoup de conseils sur la bonne alimentation à adopter pour se régénérer. L'un des meilleurs conseils que j'apprécie beaucoup sur ce site est l'utilisation des extracteurs de jus pour pouvoir faire soi-même les jus frais de fruits et légumes.

L'extracteur permet en effet une extraction complète des jus de très bonne qualité de fruits et légumes.

De plus, l'extraction est lente et ne chauffe pas, les enzymes et oxygène si fragiles sont donc préservés. L'extracteur permet aussi d'extraire les jus de végétaux de type herbe.

Pourquoi boire des jus de légumes frais?

Les végétaux frais contiennent des vitamines, phytonutriments, acides aminés, voire protéines. Mais tous ces nutriments sont sensibles à la chaleur, il est donc préférable de les consommer crus pour profiter de leurs bienfaits.

Mais consommer des aliments crus demandent beaucoup d'effort à l'organisme pour extraire ces bienfaits (dont la mastication) et finalement le taux d'assimilation des nutriments des aliments crus n'est que de 40%.

Avec l'aide de l'extracteur, qui ôte les fibres, l'assimilation des nutriments contenue dans les jus est proche de 100%.

De plus, la digestion est facilitée. Les nutriments contenus dans les jus sont hautement bio disponibles et absorbés presque instantanément par l'organisme.

Les jus sont aussi respectueux des intestins fragiles, super alcalinisants, reminéralisants, revitalisants.

Utiliser des légumes bios, frais et de saison.

L'idéal est de consommer un à deux verres de jus fait maison par jour, si possible entre les repas.

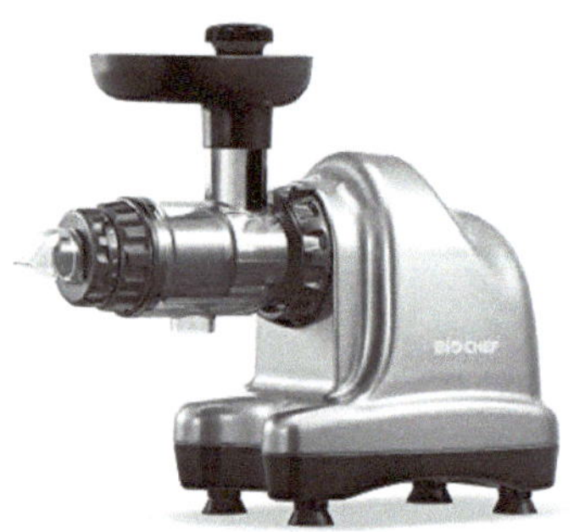

Extracteur de Jus

3.2   Des exercices physiques

La pratique d'une activité physique est très importante pour le bien-être et le maintien en bonne santé du corps.

On sait que les personnes qui se dépensent physiquement ont plus de chance d'éviter diverses maladies, surtout les problèmes cardio-vasculaires et s'assurent d'une meilleure longévité.

Faire du sport ne devrait pas être une contrainte mais un plaisir qu'il faut adapter à ses capacités.

Mais il est plutôt difficile de se mettre au sport pour ceux qui n'en avaient pas l'habitude. Mais il va falloir faire tout l'effort qu'il faut pour s'y mettre vu les bienfaits que le sport procure.

Après avoir choisi le ou les sports qui vous plaisent et qui vous conviennent, il va falloir commencer petitement puis augmenter peu à peu le niveau.

Cette pratique peut se réaliser au quotidien que ce soit à la maison, à l'école, au travail, dans les loisirs ou lors des déplacements.

Pour y parvenir, il est possible de commencer par pratiquer de la marche, le vélo, le jogging mais aussi prendre part à des séances organisées comme la gymnastique, la natation, le tennis, l'équitation et la danse ou même des sports collectifs.

Faire régulièrement de l'exercice physique fait partie des critères pour se maintenir en bonne santé ou pour retrouver la santé.

4   CONCLUSION

En plus de celui qui se trouve sous notre crâne, un second réseau de neurones se cache dans une partie pour le moins inattendue de notre corps : notre ventre. Les parois de notre tube digestif sont en effet tapissées d'un extraordinaire réseau neuronal : le système nerveux intestinal.

Ces millions de cellules permettent de contrôler les mouvements qui animent le système digestif, et notamment le péristaltisme du côlon, une série de contractions qui permettent d'évacuer les "résidus" issus de la digestion… "C'est vraiment un cerveau à lui seul", souligne Nick Spencer, de l'Université Flinders, en Australie.

Cette véritable annexe de notre encéphale est qualifiée de périphérique, dans le sens où elle agit en toute indépendance par rapport au système nerveux central. La caractéristique unique du système digestif est qu'il s'agit des seuls organes internes dotés de leur propre système nerveux complet, qui peut agir de manière entièrement indépendante du cerveau et/ou de la moelle épinière, précise Nick Spencer.

Ce deuxième cerveau qu'est le côlon mérite franchement d'être entretenu. Or 90% des personnes laissent le tube digestif s'encrasser totalement. Ceci est à la base de plusieurs dysfonctionnements de l'organisme.

Nous invitons et recommandons fortement à toutes les personnes qui ont eu la chance de lire ce livre, d'entretenir véritablement le côlon par des séries d'hydrothérapie à l'eau simple et en pratique avancée, on peut adopter les lavements au café, à l'urine, aux pro biotiques etc.

Ce soin est sans danger et ne coûte absolument rien lorsqu'il est fait à domicile.

Des milliers voire des millions de personnes comme moi le pratiquent tous les jours en Europe, aux Etats Unis, en Afrique, bref partout.

 Si ce livre ne vous pas convaincu, lisez d'autres livres pour absolument approprier ce soin combien extraordinaire et essentielle pour les hommes.

Si par contre ce livre vous a plu, partagez le concept autour de vous afin que beaucoup de personnes approprient ce soin très intéressant et vivre le bonheur d'être en bonne santé.

''SEULE LA SANTE EST LA PLUS PROFITABLE ET LA PLUS GRANDE RICHESSE QUE LA VIE PEUT NOUS ACCORDER''   Esther Johnson